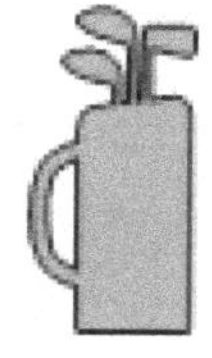

This book belongs to:

Date ________________ Start time _________ End time _________

Course Name ____

Weather ____________________ Temp __________________________

Handicap ___________________ Par ___________________________

Tees _______________________ Yardage ______________________

Players ____

			Front 9				
Holes	Par	Drive	Fairway	Putts	Hazard	Yardage	Strokes
1							
2							
3							
4							
5							
6							
7							
8							
9							
Total							
			Back 9				
10							
11							
12							
13							
14							
15							
16							
17							
18							
Total							
Grand Total							

Albatross	Eagles	Birdies	Pars	Bogeys	Doubles	Triples

Notes

Date _________________ Start time _________ End time _________

Course Name ____

Weather ___________________ Temp ___________________________

Handicap __________________ Par ____________________________

Tees ______________________ Yardage ________________________

Players ____

Front 9							
Holes	Par	Drive	Fairway	Putts	Hazard	Yardage	Strokes
1							
2							
3							
4							
5							
6							
7							
8							
9							
Total							
Back 9							
10							
11							
12							
13							
14							
15							
16							
17							
18							
Total							
Grand Total							

Albatross	Eagles	Birdies	Pars	Bogeys	Doubles	Triples

Notes

Date _________________ Start time ________ End time ________

Course Name

Weather

Temp

Handicap

Par

Tees

Yardage

Players

Front 9

Holes	Par	Drive	Fairway	Putts	Hazard	Yardage	Strokes
1							
2							
3							
4							
5							
6							
7							
8							
9							
Total							

Back 9

Holes	Par	Drive	Fairway	Putts	Hazard	Yardage	Strokes
10							
11							
12							
13							
14							
15							
16							
17							
18							
Total							
Grand Total							

Albatross	Eagles	Birdies	Pars	Bogeys	Doubles	Triples

Notes

Date _________________ Start time _________ End time _________

Course Name	
Weather	Temp
Handicap	Par
Tees	Yardage
Players	

Front 9

Holes	Par	Drive	Fairway	Putts	Hazard	Yardage	Strokes
1							
2							
3							
4							
5							
6							
7							
8							
9							
Total							

Back 9

10							
11							
12							
13							
14							
15							
16							
17							
18							
Total							
Grand Total							

Albatross	Eagles	Birdies	Pars	Bogeys	Doubles	Triples

Notes

Date ________________ Start time _________ End time _________

Course Name

Weather   Temp

Handicap   Par

Tees   Yardage

Players

Front 9

Holes	Par	Drive	Fairway	Putts	Hazard	Yardage	Strokes
1							
2							
3							
4							
5							
6							
7							
8							
9							
Total							

Back 9

Holes	Par	Drive	Fairway	Putts	Hazard	Yardage	Strokes
10							
11							
12							
13							
14							
15							
16							
17							
18							
Total							
Grand Total							

Albatross	Eagles	Birdies	Pars	Bogeys	Doubles	Triples

Notes

Date _______________ Start time _________ End time _________

Course Name	
Weather	Temp
Handicap	Par
Tees	Yardage
Players	

Front 9

Holes	Par	Drive	Fairway	Putts	Hazard	Yardage	Strokes
1							
2							
3							
4							
5							
6							
7							
8							
9							
Total							

Back 9

Holes	Par	Drive	Fairway	Putts	Hazard	Yardage	Strokes
10							
11							
12							
13							
14							
15							
16							
17							
18							
Total							
Grand Total							

Albatross	Eagles	Birdies	Pars	Bogeys	Doubles	Triples

Notes

Date _________________ Start time _________ End time _________

Course Name ____

Weather _______________________ Temp ____________________

Handicap ______________________ Par _____________________

Tees __________________________ Yardage __________________

Players ____

<table>
<tr><td colspan="8" align="center">Front 9</td></tr>
<tr><td>Holes</td><td>Par</td><td>Drive</td><td>Fairway</td><td>Putts</td><td>Hazard</td><td>Yardage</td><td>Strokes</td></tr>
<tr><td>1</td><td></td><td></td><td></td><td></td><td></td><td></td><td></td></tr>
<tr><td>2</td><td></td><td></td><td></td><td></td><td></td><td></td><td></td></tr>
<tr><td>3</td><td></td><td></td><td></td><td></td><td></td><td></td><td></td></tr>
<tr><td>4</td><td></td><td></td><td></td><td></td><td></td><td></td><td></td></tr>
<tr><td>5</td><td></td><td></td><td></td><td></td><td></td><td></td><td></td></tr>
<tr><td>6</td><td></td><td></td><td></td><td></td><td></td><td></td><td></td></tr>
<tr><td>7</td><td></td><td></td><td></td><td></td><td></td><td></td><td></td></tr>
<tr><td>8</td><td></td><td></td><td></td><td></td><td></td><td></td><td></td></tr>
<tr><td>9</td><td></td><td></td><td></td><td></td><td></td><td></td><td></td></tr>
<tr><td>Total</td><td></td><td></td><td></td><td></td><td></td><td></td><td></td></tr>
<tr><td colspan="8" align="center">Back 9</td></tr>
<tr><td>10</td><td></td><td></td><td></td><td></td><td></td><td></td><td></td></tr>
<tr><td>11</td><td></td><td></td><td></td><td></td><td></td><td></td><td></td></tr>
<tr><td>12</td><td></td><td></td><td></td><td></td><td></td><td></td><td></td></tr>
<tr><td>13</td><td></td><td></td><td></td><td></td><td></td><td></td><td></td></tr>
<tr><td>14</td><td></td><td></td><td></td><td></td><td></td><td></td><td></td></tr>
<tr><td>15</td><td></td><td></td><td></td><td></td><td></td><td></td><td></td></tr>
<tr><td>16</td><td></td><td></td><td></td><td></td><td></td><td></td><td></td></tr>
<tr><td>17</td><td></td><td></td><td></td><td></td><td></td><td></td><td></td></tr>
<tr><td>18</td><td></td><td></td><td></td><td></td><td></td><td></td><td></td></tr>
<tr><td>Total</td><td></td><td></td><td></td><td></td><td></td><td></td><td></td></tr>
<tr><td>Grand Total</td><td></td><td></td><td></td><td></td><td></td><td></td><td></td></tr>
</table>

Albatross	Eagles	Birdies	Pars	Bogeys	Doubles	Triples

Notes

Date _______________ Start time _________ End time _________

Course Name

Weather   Temp

Handicap   Par

Tees   Yardage

Players

Front 9

Holes	Par	Drive	Fairway	Putts	Hazard	Yardage	Strokes
1							
2							
3							
4							
5							
6							
7							
8							
9							
Total							

Back 9

Holes	Par	Drive	Fairway	Putts	Hazard	Yardage	Strokes
10							
11							
12							
13							
14							
15							
16							
17							
18							
Total							
Grand Total							

Albatross	Eagles	Birdies	Pars	Bogeys	Doubles	Triples

Notes

Date _________________ Start time _________ End time _________

Course Name	
Weather	Temp
Handicap	Par
Tees	Yardage
Players	

Front 9

Holes	Par	Drive	Fairway	Putts	Hazard	Yardage	Strokes
1							
2							
3							
4							
5							
6							
7							
8							
9							
Total							

Back 9

Holes	Par	Drive	Fairway	Putts	Hazard	Yardage	Strokes
10							
11							
12							
13							
14							
15							
16							
17							
18							
Total							
Grand Total							

Albatross	Eagles	Birdies	Pars	Bogeys	Doubles	Triples

Notes

Date _______________ Start time _________ End time _________

Course Name

Weather   Temp

Handicap   Par

Tees   Yardage

Players

<table>
<tr><td colspan="8" align="center">Front 9</td></tr>
<tr><td>Holes</td><td>Par</td><td>Drive</td><td>Fairway</td><td>Putts</td><td>Hazard</td><td>Yardage</td><td>Strokes</td></tr>
<tr><td>1</td><td></td><td></td><td></td><td></td><td></td><td></td><td></td></tr>
<tr><td>2</td><td></td><td></td><td></td><td></td><td></td><td></td><td></td></tr>
<tr><td>3</td><td></td><td></td><td></td><td></td><td></td><td></td><td></td></tr>
<tr><td>4</td><td></td><td></td><td></td><td></td><td></td><td></td><td></td></tr>
<tr><td>5</td><td></td><td></td><td></td><td></td><td></td><td></td><td></td></tr>
<tr><td>6</td><td></td><td></td><td></td><td></td><td></td><td></td><td></td></tr>
<tr><td>7</td><td></td><td></td><td></td><td></td><td></td><td></td><td></td></tr>
<tr><td>8</td><td></td><td></td><td></td><td></td><td></td><td></td><td></td></tr>
<tr><td>9</td><td></td><td></td><td></td><td></td><td></td><td></td><td></td></tr>
<tr><td>Total</td><td></td><td></td><td></td><td></td><td></td><td></td><td></td></tr>
<tr><td colspan="8" align="center">Back 9</td></tr>
<tr><td>10</td><td></td><td></td><td></td><td></td><td></td><td></td><td></td></tr>
<tr><td>11</td><td></td><td></td><td></td><td></td><td></td><td></td><td></td></tr>
<tr><td>12</td><td></td><td></td><td></td><td></td><td></td><td></td><td></td></tr>
<tr><td>13</td><td></td><td></td><td></td><td></td><td></td><td></td><td></td></tr>
<tr><td>14</td><td></td><td></td><td></td><td></td><td></td><td></td><td></td></tr>
<tr><td>15</td><td></td><td></td><td></td><td></td><td></td><td></td><td></td></tr>
<tr><td>16</td><td></td><td></td><td></td><td></td><td></td><td></td><td></td></tr>
<tr><td>17</td><td></td><td></td><td></td><td></td><td></td><td></td><td></td></tr>
<tr><td>18</td><td></td><td></td><td></td><td></td><td></td><td></td><td></td></tr>
<tr><td>Total</td><td></td><td></td><td></td><td></td><td></td><td></td><td></td></tr>
<tr><td>Grand Total</td><td></td><td></td><td></td><td></td><td></td><td></td><td></td></tr>
</table>

Albatross	Eagles	Birdies	Pars	Bogeys	Doubles	Triples

Notes

Date _______________ Start time _________ End time _________

Course Name ____

Weather		Temp	
Handicap		Par	
Tees		Yardage	
Players			

Front 9

Holes	Par	Drive	Fairway	Putts	Hazard	Yardage	Strokes
1							
2							
3							
4							
5							
6							
7							
8							
9							
Total							

Back 9

Holes	Par	Drive	Fairway	Putts	Hazard	Yardage	Strokes
10							
11							
12							
13							
14							
15							
16							
17							
18							
Total							
Grand Total							

Albatross	Eagles	Birdies	Pars	Bogeys	Doubles	Triples

Notes

Date _________________ Start time _________ End time _________

Course Name _______________________________________

Weather _____________________ Temp _____________________

Handicap ____________________ Par ______________________

Tees _______________________ Yardage __________________

Players ____

Front 9							
Holes	Par	Drive	Fairway	Putts	Hazard	Yardage	Strokes
1							
2							
3							
4							
5							
6							
7							
8							
9							
Total							
Back 9							
10							
11							
12							
13							
14							
15							
16							
17							
18							
Total							
Grand Total							

Albatross	Eagles	Birdies	Pars	Bogeys	Doubles	Triples

Notes

Date _________________ Start time _________ End time _________

Course Name	
Weather	Temp
Handicap	Par
Tees	Yardage
Players	

Front 9

Holes	Par	Drive	Fairway	Putts	Hazard	Yardage	Strokes
1							
2							
3							
4							
5							
6							
7							
8							
9							
Total							

Back 9

Holes	Par	Drive	Fairway	Putts	Hazard	Yardage	Strokes
10							
11							
12							
13							
14							
15							
16							
17							
18							
Total							
Grand Total							

Albatross	Eagles	Birdies	Pars	Bogeys	Doubles	Triples

Notes

Date _________________ Start time __________ End time __________

Course Name ____

Weather ___________________ Temp ___________________

Handicap __________________ Par ____________________

Tees ______________________ Yardage _________________

Players ____

Front 9							
Holes	Par	Drive	Fairway	Putts	Hazard	Yardage	Strokes
1							
2							
3							
4							
5							
6							
7							
8							
9							
Total							
Back 9							
10							
11							
12							
13							
14							
15							
16							
17							
18							
Total							
Grand Total							

	Albatross	Eagles	Birdies	Pars	Bogeys	Doubles	Triples

Notes

Date ________________ Start time _________ End time _________

Course Name

Weather   Temp

Handicap   Par

Tees   Yardage

Players

Front 9

Holes	Par	Drive	Fairway	Putts	Hazard	Yardage	Strokes
1							
2							
3							
4							
5							
6							
7							
8							
9							
Total							

Back 9

Holes	Par	Drive	Fairway	Putts	Hazard	Yardage	Strokes
10							
11							
12							
13							
14							
15							
16							
17							
18							
Total							
Grand Total							

Albatross	Eagles	Birdies	Pars	Bogeys	Doubles	Triples

Notes

Date _________________ Start time __________ End time _________

Course Name

Weather   Temp

Handicap   Par

Tees   Yardage

Players

Front 9

Holes	Par	Drive	Fairway	Putts	Hazard	Yardage	Strokes
1							
2							
3							
4							
5							
6							
7							
8							
9							
Total							

Back 9

Holes	Par	Drive	Fairway	Putts	Hazard	Yardage	Strokes
10							
11							
12							
13							
14							
15							
16							
17							
18							
Total							
Grand Total							

	Albatross	Eagles	Birdies	Pars	Bogeys	Doubles	Triples

Notes

Date _________________ Start time _________ End time _________

Course Name	
Weather	Temp
Handicap	Par
Tees	Yardage
Players	

Front 9

Holes	Par	Drive	Fairway	Putts	Hazard	Yardage	Strokes
1							
2							
3							
4							
5							
6							
7							
8							
9							
Total							

Back 9

Holes	Par	Drive	Fairway	Putts	Hazard	Yardage	Strokes
10							
11							
12							
13							
14							
15							
16							
17							
18							
Total							
Grand Total							

Albatross	Eagles	Birdies	Pars	Bogeys	Doubles	Triples

Notes

Date _______________ Start time _________ End time _________

Course Name ____

Weather ________________________ Temp ________________

Handicap _______________________ Par _________________

Tees ___________________________ Yardage _____________

Players ____

Front 9

Holes	Par	Drive	Fairway	Putts	Hazard	Yardage	Strokes
1							
2							
3							
4							
5							
6							
7							
8							
9							
Total							

Back 9

Holes	Par	Drive	Fairway	Putts	Hazard	Yardage	Strokes
10							
11							
12							
13							
14							
15							
16							
17							
18							
Total							
Grand Total							

Albatross	Eagles	Birdies	Pars	Bogeys	Doubles	Triples

Notes

Date _________________ Start time _________ End time _________

Course Name

Weather   Temp

Handicap   Par

Tees   Yardage

Players

| Front 9 | | | | | | | |
Holes	Par	Drive	Fairway	Putts	Hazard	Yardage	Strokes
1							
2							
3							
4							
5							
6							
7							
8							
9							
Total							
Back 9							
10							
11							
12							
13							
14							
15							
16							
17							
18							
Total							
Gurand Total							
	Albatross	Eagles	Birdies	Pars	Bogeys	Doubles	Triples

Notes

Date _________________ Start time _________ End time _________

Course Name

Weather	Temp
Handicap	Par
Tees	Yardage
Players	

Front 9

Holes	Par	Drive	Fairway	Putts	Hazard	Yardage	Strokes
1							
2							
3							
4							
5							
6							
7							
8							
9							
Total							

Back 9

Holes	Par	Drive	Fairway	Putts	Hazard	Yardage	Strokes
10							
11							
12							
13							
14							
15							
16							
17							
18							
Total							
Grand Total							

Albatross	Eagles	Birdies	Pars	Bogeys	Doubles	Triples

Notes

Date _________________ Start time _________ End time _________

Course Name

Weather | Temp

Handicap | Par

Tees | Yardage

Players

Front 9

Holes	Par	Drive	Fairway	Putts	Hazard	Yardage	Strokes
1							
2							
3							
4							
5							
6							
7							
8							
9							
Total							

Back 9

Holes	Par	Drive	Fairway	Putts	Hazard	Yardage	Strokes
10							
11							
12							
13							
14							
15							
16							
17							
18							
Total							
Grand Total							

Albatross	Eagles	Birdies	Pars	Bogeys	Doubles	Triples

Notes

Date _________________ Start time _________ End time _________

Course Name	
Weather	Temp
Handicap	Par
Tees	Yardage
Players	

Front 9

Holes	Par	Drive	Fairway	Putts	Hazard	Yardage	Strokes
1							
2							
3							
4							
5							
6							
7							
8							
9							
Total							

Back 9

Holes	Par	Drive	Fairway	Putts	Hazard	Yardage	Strokes
10							
11							
12							
13							
14							
15							
16							
17							
18							
Total							
Grand Total							

Albatross	Eagles	Birdies	Pars	Bogeys	Doubles	Triples

Notes

Date _________________ Start time _________ End time _________

Course Name

Weather		Temp
Handicap		Par
Tees		Yardage
Players		

Front 9

Holes	Par	Drive	Fairway	Putts	Hazard	Yardage	Strokes
1							
2							
3							
4							
5							
6							
7							
8							
9							
Total							

Back 9

	Par	Drive	Fairway	Putts	Hazard	Yardage	Strokes
10							
11							
12							
13							
14							
15							
16							
17							
18							
Total							
Grand Total							

Albatross	Eagles	Birdies	Pars	Bogeys	Doubles	Triples

Notes

Date _________________ Start time _________ End time _________

Course Name	
Weather	Temp
Handicap	Par
Tees	Yardage
Players	

Front 9

Holes	Par	Drive	Fairway	Putts	Hazard	Yardage	Strokes
1							
2							
3							
4							
5							
6							
7							
8							
9							
Total							

Back 9

Holes	Par	Drive	Fairway	Putts	Hazard	Yardage	Strokes
10							
11							
12							
13							
14							
15							
16							
17							
18							
Total							
Grand Total							

Albatross	Eagles	Birdies	Pars	Bogeys	Doubles	Triples

Notes

Date _________________ Start time _________ End time _________

Course Name ____

Weather ____________________ Temp ________________________

Handicap ___________________ Par _________________________

Tees ______________________ Yardage _____________________

Players ____

Front 9

Holes	Par	Drive	Fairway	Putts	Hazard	Yardage	Strokes
1							
2							
3							
4							
5							
6							
7							
8							
9							
Total							

Back 9

Holes	Par	Drive	Fairway	Putts	Hazard	Yardage	Strokes
10							
11							
12							
13							
14							
15							
16							
17							
18							
Total							
Grand Total							

Albatross	Eagles	Birdies	Pars	Bogeys	Doubles	Triples

Notes

Date _________________ Start time _________ End time _________

Course Name	
Weather	Temp
Handicap	Par
Tees	Yardage
Players	

Front 9

Holes	Par	Drive	Fairway	Putts	Hazard	Yardage	Strokes
1							
2							
3							
4							
5							
6							
7							
8							
9							
Total							

Back 9

Holes	Par	Drive	Fairway	Putts	Hazard	Yardage	Strokes
10							
11							
12							
13							
14							
15							
16							
17							
18							
Total							
Grand Total							

Albatross	Eagles	Birdies	Pars	Bogeys	Doubles	Triples

Notes

Date _________________ Start time _________ End time _________

Course Name	
Weather	Temp
Handicap	Par
Tees	Yardage
Players	

Front 9

Holes	Par	Drive	Fairway	Putts	Hazard	Yardage	Strokes
1							
2							
3							
4							
5							
6							
7							
8							
9							
Total							

Back 9

	Par	Drive	Fairway	Putts	Hazard	Yardage	Strokes
10							
11							
12							
13							
14							
15							
16							
17							
18							
Total							
Grand Total							

Albatross	Eagles	Birdies	Pars	Bogeys	Doubles	Triples

Notes

Date _________________ Start time _________ End time _________

Course Name	
Weather	Temp
Handicap	Par
Tees	Yardage
Players	

Front 9

Holes	Par	Drive	Fairway	Putts	Hazard	Yardage	Strokes
1							
2							
3							
4							
5							
6							
7							
8							
9							
Total							

Back 9

Holes	Par	Drive	Fairway	Putts	Hazard	Yardage	Strokes
10							
11							
12							
13							
14							
15							
16							
17							
18							
Total							
Grand Total							

Albatross	Eagles	Birdies	Pars	Bogeys	Doubles	Triples

Notes

Date _________________ Start time _________ End time _________

Course Name

Weather   Temp

Handicap   Par

Tees   Yardage

Players

Front 9

Holes	Par	Drive	Fairway	Putts	Hazard	Yardage	Strokes
1							
2							
3							
4							
5							
6							
7							
8							
9							
Total							

Back 9

Holes	Par	Drive	Fairway	Putts	Hazard	Yardage	Strokes
10							
11							
12							
13							
14							
15							
16							
17							
18							
Total							
Grand Total							

Albatross	Eagles	Birdies	Pars	Bogeys	Doubles	Triples

Notes

Date _______________ Start time _________ End time _________

Course Name ____

Weather		Temp	
Handicap		Par	
Tees		Yardage	
Players			

<table>
<tr><th colspan="8">Front 9</th></tr>
<tr><th>Holes</th><th>Par</th><th>Drive</th><th>Fairway</th><th>Putts</th><th>Hazard</th><th>Yardage</th><th>Strokes</th></tr>
<tr><td>1</td><td></td><td></td><td></td><td></td><td></td><td></td><td></td></tr>
<tr><td>2</td><td></td><td></td><td></td><td></td><td></td><td></td><td></td></tr>
<tr><td>3</td><td></td><td></td><td></td><td></td><td></td><td></td><td></td></tr>
<tr><td>4</td><td></td><td></td><td></td><td></td><td></td><td></td><td></td></tr>
<tr><td>5</td><td></td><td></td><td></td><td></td><td></td><td></td><td></td></tr>
<tr><td>6</td><td></td><td></td><td></td><td></td><td></td><td></td><td></td></tr>
<tr><td>7</td><td></td><td></td><td></td><td></td><td></td><td></td><td></td></tr>
<tr><td>8</td><td></td><td></td><td></td><td></td><td></td><td></td><td></td></tr>
<tr><td>9</td><td></td><td></td><td></td><td></td><td></td><td></td><td></td></tr>
<tr><td>Total</td><td></td><td></td><td></td><td></td><td></td><td></td><td></td></tr>
<tr><th colspan="8">Back 9</th></tr>
<tr><td>10</td><td></td><td></td><td></td><td></td><td></td><td></td><td></td></tr>
<tr><td>11</td><td></td><td></td><td></td><td></td><td></td><td></td><td></td></tr>
<tr><td>12</td><td></td><td></td><td></td><td></td><td></td><td></td><td></td></tr>
<tr><td>13</td><td></td><td></td><td></td><td></td><td></td><td></td><td></td></tr>
<tr><td>14</td><td></td><td></td><td></td><td></td><td></td><td></td><td></td></tr>
<tr><td>15</td><td></td><td></td><td></td><td></td><td></td><td></td><td></td></tr>
<tr><td>16</td><td></td><td></td><td></td><td></td><td></td><td></td><td></td></tr>
<tr><td>17</td><td></td><td></td><td></td><td></td><td></td><td></td><td></td></tr>
<tr><td>18</td><td></td><td></td><td></td><td></td><td></td><td></td><td></td></tr>
<tr><td>Total</td><td></td><td></td><td></td><td></td><td></td><td></td><td></td></tr>
<tr><td>Grand Total</td><td></td><td></td><td></td><td></td><td></td><td></td><td></td></tr>
</table>

Albatross	Eagles	Birdies	Pars	Bogeys	Doubles	Triples

Notes

Date ________________ Start time _________ End time _________

Course Name ____

Weather ____________________ Temp ________________________

Handicap ___________________ Par _________________________

Tees ______________________ Yardage ____________________

Players ____

Front 9

Holes	Par	Drive	Fairway	Putts	Hazard	Yardage	Strokes
1							
2							
3							
4							
5							
6							
7							
8							
9							
Total							

Back 9

	Par	Drive	Fairway	Putts	Hazard	Yardage	Strokes
10							
11							
12							
13							
14							
15							
16							
17							
18							
Total							
Grand Total							

	Albatross	Eagles	Birdies	Pars	Bogeys	Doubles	Triples

Notes

Date _________________ Start time _________ End time _________

Course Name	
Weather	Temp
Handicap	Par
Tees	Yardage
Players	

Front 9

Holes	Par	Drive	Fairway	Putts	Hazard	Yardage	Strokes
1							
2							
3							
4							
5							
6							
7							
8							
9							
Total							

Back 9

10							
11							
12							
13							
14							
15							
16							
17							
18							
Total							
Grand Total							

	Albatross	Eagles	Birdies	Pars	Bogeys	Doubles	Triples

Notes

Date _________________ Start time _________ End time _________

Course Name	
Weather	Temp
Handicap	Par
Tees	Yardage
Players	

Front 9							
Holes	Par	Drive	Fairway	Putts	Hazard	Yardage	Strokes
1							
2							
3							
4							
5							
6							
7							
8							
9							
Total							
Back 9							
10							
11							
12							
13							
14							
15							
16							
17							
18							
Total							
Grand Total							

Albatross	Eagles	Birdies	Pars	Bogeys	Doubles	Triples

Notes

Course Name ____

Weather _________________	Temp _________________
Handicap ________________	Par _________________
Tees ___________________	Yardage _________________
Players _________________	

Front 9

Holes	Par	Drive	Fairway	Putts	Hazard	Yardage	Strokes
1							
2							
3							
4							
5							
6							
7							
8							
9							
Total							

Back 9

Holes	Par	Drive	Fairway	Putts	Hazard	Yardage	Strokes
10							
11							
12							
13							
14							
15							
16							
17							
18							
Total							
Grand Total							

Albatross	Eagles	Birdies	Pars	Bogeys	Doubles	Triples

Notes

Date _______________ Start time _________ End time _________

Course Name ____

Weather	Temp

Handicap	Par

Tees	Yardage

Players ____

Front 9

Holes	Par	Drive	Fairway	Putts	Hazard	Yardage	Strokes
1							
2							
3							
4							
5							
6							
7							
8							
9							
Total							

Back 9

Holes	Par	Drive	Fairway	Putts	Hazard	Yardage	Strokes
10							
11							
12							
13							
14							
15							
16							
17							
18							
Total							
Grand Total							

Albatross	Eagles	Birdies	Pars	Bogeys	Doubles	Triples

Notes

Date _________________ Start time _________ End time _________

Course Name

Weather	Temp
Handicap	Par
Tees	Yardage
Players	

Front 9

Holes	Par	Drive	Fairway	Putts	Hazard	Yardage	Strokes
1							
2							
3							
4							
5							
6							
7							
8							
9							
Total							

Back 9

Holes	Par	Drive	Fairway	Putts	Hazard	Yardage	Strokes
10							
11							
12							
13							
14							
15							
16							
17							
18							
Total							
Grand Total							

Albatross	Eagles	Birdies	Pars	Bogeys	Doubles	Triples

Notes

Date _________________ Start time _________ End time _________

Course Name	
Weather	Temp
Handicap	Par
Tees	Yardage
Players	

<table>
<tr><td colspan="8" align="center">Front 9</td></tr>
<tr><td>Holes</td><td>Par</td><td>Drive</td><td>Fairway</td><td>Putts</td><td>Hazard</td><td>Yardage</td><td>Strokes</td></tr>
<tr><td>1</td><td></td><td></td><td></td><td></td><td></td><td></td><td></td></tr>
<tr><td>2</td><td></td><td></td><td></td><td></td><td></td><td></td><td></td></tr>
<tr><td>3</td><td></td><td></td><td></td><td></td><td></td><td></td><td></td></tr>
<tr><td>4</td><td></td><td></td><td></td><td></td><td></td><td></td><td></td></tr>
<tr><td>5</td><td></td><td></td><td></td><td></td><td></td><td></td><td></td></tr>
<tr><td>6</td><td></td><td></td><td></td><td></td><td></td><td></td><td></td></tr>
<tr><td>7</td><td></td><td></td><td></td><td></td><td></td><td></td><td></td></tr>
<tr><td>8</td><td></td><td></td><td></td><td></td><td></td><td></td><td></td></tr>
<tr><td>9</td><td></td><td></td><td></td><td></td><td></td><td></td><td></td></tr>
<tr><td>Total</td><td></td><td></td><td></td><td></td><td></td><td></td><td></td></tr>
<tr><td colspan="8" align="center">Back 9</td></tr>
<tr><td>10</td><td></td><td></td><td></td><td></td><td></td><td></td><td></td></tr>
<tr><td>11</td><td></td><td></td><td></td><td></td><td></td><td></td><td></td></tr>
<tr><td>12</td><td></td><td></td><td></td><td></td><td></td><td></td><td></td></tr>
<tr><td>13</td><td></td><td></td><td></td><td></td><td></td><td></td><td></td></tr>
<tr><td>14</td><td></td><td></td><td></td><td></td><td></td><td></td><td></td></tr>
<tr><td>15</td><td></td><td></td><td></td><td></td><td></td><td></td><td></td></tr>
<tr><td>16</td><td></td><td></td><td></td><td></td><td></td><td></td><td></td></tr>
<tr><td>17</td><td></td><td></td><td></td><td></td><td></td><td></td><td></td></tr>
<tr><td>18</td><td></td><td></td><td></td><td></td><td></td><td></td><td></td></tr>
<tr><td>Total</td><td></td><td></td><td></td><td></td><td></td><td></td><td></td></tr>
<tr><td>Gurand Total</td><td></td><td></td><td></td><td></td><td></td><td></td><td></td></tr>
<tr><td>Albatross</td><td>Eagles</td><td>Birdies</td><td>Pars</td><td>Bogeys</td><td>Doubles</td><td>Triples</td></tr>
<tr><td></td><td></td><td></td><td></td><td></td><td></td><td></td></tr>
</table>

Notes

Date _________________ Start time _________ End time _________

Course Name

Weather   Temp

Handicap   Par

Tees   Yardage

Players

Front 9

Holes	Par	Drive	Fairway	Putts	Hazard	Yardage	Strokes
1							
2							
3							
4							
5							
6							
7							
8							
9							
Total							

Back 9

Holes	Par	Drive	Fairway	Putts	Hazard	Yardage	Strokes
10							
11							
12							
13							
14							
15							
16							
17							
18							
Total							
Grand Total							

Albatross	Eagles	Birdies	Pars	Bogeys	Doubles	Triples

Notes

Date _______________ Start time _________ End time _________

Course Name

Weather   Temp

Handicap   Par

Tees   Yardage

Players

Front 9

Holes	Par	Drive	Fairway	Putts	Hazard	Yardage	Strokes
1							
2							
3							
4							
5							
6							
7							
8							
9							
Total							

Back 9

Holes	Par	Drive	Fairway	Putts	Hazard	Yardage	Strokes
10							
11							
12							
13							
14							
15							
16							
17							
18							
Total							
Grand Total							

Albatross	Eagles	Birdies	Pars	Bogeys	Doubles	Triples

Notes

Date _______________ Start time _______ End time _______

Course Name	
Weather	Temp
Handicap	Par
Tees	Yardage
Players	

Front 9

Holes	Par	Drive	Fairway	Putts	Hazard	Yardage	Strokes
1							
2							
3							
4							
5							
6							
7							
8							
9							
Total							

Back 9

Holes	Par	Drive	Fairway	Putts	Hazard	Yardage	Strokes
10							
11							
12							
13							
14							
15							
16							
17							
18							
Total							
Grand Total							

Albatross	Eagles	Birdies	Pars	Bogeys	Doubles	Triples

Notes

Date _________________ Start time _________ End time _________

Course Name

Weather   Temp

Handicap   Par

Tees   Yardage

Players

Front 9

Holes	Par	Drive	Fairway	Putts	Hazard	Yardage	Strokes
1							
2							
3							
4							
5							
6							
7							
8							
9							
Total							

Back 9

Holes	Par	Drive	Fairway	Putts	Hazard	Yardage	Strokes
10							
11							
12							
13							
14							
15							
16							
17							
18							
Total							
Grand Total							

Albatross	Eagles	Birdies	Pars	Bogeys	Doubles	Triples

Notes

Date ________________ Start time _________ End time _________

Course Name	
Weather	Temp
Handicap	Par
Tees	Yardage
Players	

Front 9

Holes	Par	Drive	Fairway	Putts	Hazard	Yardage	Strokes
1							
2							
3							
4							
5							
6							
7							
8							
9							
Total							

Back 9

Holes	Par	Drive	Fairway	Putts	Hazard	Yardage	Strokes
10							
11							
12							
13							
14							
15							
16							
17							
18							
Total							
Gurand Total							

Albatross	Eagles	Birdies	Pars	Bogeys	Doubles	Triples

Notes

Date _________________ Start time _________ End time _________

Course Name	
Weather	Temp
Handicap	Par
Tees	Yardage
Players	

Front 9

Holes	Par	Drive	Fairway	Putts	Hazard	Yardage	Strokes
1							
2							
3							
4							
5							
6							
7							
8							
9							
Total							

Back 9

	Par	Drive	Fairway	Putts	Hazard	Yardage	Strokes
10							
11							
12							
13							
14							
15							
16							
17							
18							
Total							
Grand Total							

Albatross	Eagles	Birdies	Pars	Bogeys	Doubles	Triples

Notes

Date _________________ Start time _________ End time _________

Course Name ____

| Weather | | Temp | |
Handicap | Par
Tees | Yardage
Players

Front 9

Holes	Par	Drive	Fairway	Putts	Hazard	Yardage	Strokes
1							
2							
3							
4							
5							
6							
7							
8							
9							
Total							

Back 9

Holes	Par	Drive	Fairway	Putts	Hazard	Yardage	Strokes
10							
11							
12							
13							
14							
15							
16							
17							
18							
Total							
Grand Total							

Albatross	Eagles	Birdies	Pars	Bogeys	Doubles	Triples

Notes

Date _________________ Start time _________ End time _________

Course Name	
Weather	Temp
Handicap	Par
Tees	Yardage
Players	

Front 9

Holes	Par	Drive	Fairway	Putts	Hazard	Yardage	Strokes
1							
2							
3							
4							
5							
6							
7							
8							
9							
Total							

Back 9

Holes	Par	Drive	Fairway	Putts	Hazard	Yardage	Strokes
10							
11							
12							
13							
14							
15							
16							
17							
18							
Total							
Grand Total							

Albatross	Eagles	Birdies	Pars	Bogeys	Doubles	Triples

Notes

Date _________________ Start time _________ End time _________

Course Name

Weather   Temp

Handicap   Par

Tees   Yardage

Players

| Front 9 | | | | | | | |
Holes	Par	Drive	Fairway	Putts	Hazard	Yardage	Strokes
1							
2							
3							
4							
5							
6							
7							
8							
9							
Total							
Back 9							
10							
11							
12							
13							
14							
15							
16							
17							
18							
Total							
Grand Total							

Albatross	Eagles	Birdies	Pars	Bogeys	Doubles	Triples

Notes

Date _______________ Start time _________ End time _________

Course Name

Weather

Temp

Handicap

Par

Tees

Yardage

Players

<table>
<tr><td colspan="8" align="center">Front 9</td></tr>
<tr><td>Holes</td><td>Par</td><td>Drive</td><td>Fairway</td><td>Putts</td><td>Hazard</td><td>Yardage</td><td>Strokes</td></tr>
<tr><td>1</td><td></td><td></td><td></td><td></td><td></td><td></td><td></td></tr>
<tr><td>2</td><td></td><td></td><td></td><td></td><td></td><td></td><td></td></tr>
<tr><td>3</td><td></td><td></td><td></td><td></td><td></td><td></td><td></td></tr>
<tr><td>4</td><td></td><td></td><td></td><td></td><td></td><td></td><td></td></tr>
<tr><td>5</td><td></td><td></td><td></td><td></td><td></td><td></td><td></td></tr>
<tr><td>6</td><td></td><td></td><td></td><td></td><td></td><td></td><td></td></tr>
<tr><td>7</td><td></td><td></td><td></td><td></td><td></td><td></td><td></td></tr>
<tr><td>8</td><td></td><td></td><td></td><td></td><td></td><td></td><td></td></tr>
<tr><td>9</td><td></td><td></td><td></td><td></td><td></td><td></td><td></td></tr>
<tr><td>Total</td><td></td><td></td><td></td><td></td><td></td><td></td><td></td></tr>
<tr><td colspan="8" align="center">Back 9</td></tr>
<tr><td>10</td><td></td><td></td><td></td><td></td><td></td><td></td><td></td></tr>
<tr><td>11</td><td></td><td></td><td></td><td></td><td></td><td></td><td></td></tr>
<tr><td>12</td><td></td><td></td><td></td><td></td><td></td><td></td><td></td></tr>
<tr><td>13</td><td></td><td></td><td></td><td></td><td></td><td></td><td></td></tr>
<tr><td>14</td><td></td><td></td><td></td><td></td><td></td><td></td><td></td></tr>
<tr><td>15</td><td></td><td></td><td></td><td></td><td></td><td></td><td></td></tr>
<tr><td>16</td><td></td><td></td><td></td><td></td><td></td><td></td><td></td></tr>
<tr><td>17</td><td></td><td></td><td></td><td></td><td></td><td></td><td></td></tr>
<tr><td>18</td><td></td><td></td><td></td><td></td><td></td><td></td><td></td></tr>
<tr><td>Total</td><td></td><td></td><td></td><td></td><td></td><td></td><td></td></tr>
<tr><td>Grand Total</td><td></td><td></td><td></td><td></td><td></td><td></td><td></td></tr>
</table>

Albatross	Eagles	Birdies	Pars	Bogeys	Doubles	Triples

Notes

Date _______________ Start time _________ End time _________

Course Name	
Weather	Temp
Handicap	Par
Tees	Yardage
Players	

Front 9

Holes	Par	Drive	Fairway	Putts	Hazard	Yardage	Strokes
1							
2							
3							
4							
5							
6							
7							
8							
9							
Total							

Back 9

Holes	Par	Drive	Fairway	Putts	Hazard	Yardage	Strokes
10							
11							
12							
13							
14							
15							
16							
17							
18							
Total							
Grand Total							

	Albatross	Eagles	Birdies	Pars	Bogeys	Doubles	Triples

Notes

Date ________________ Start time ________ End time ________

Course Name	
Weather	Temp
Handicap	Par
Tees	Yardage
Players	

Front 9

Holes	Par	Drive	Fairway	Putts	Hazard	Yardage	Strokes
1							
2							
3							
4							
5							
6							
7							
8							
9							
Total							

Back 9

Holes	Par	Drive	Fairway	Putts	Hazard	Yardage	Strokes
10							
11							
12							
13							
14							
15							
16							
17							
18							
Total							
Grand Total							

Albatross	Eagles	Birdies	Pars	Bogeys	Doubles	Triples

Notes

Date ________________ Start time _________ End time _________

Course Name

Weather   Temp

Handicap   Par

Tees   Yardage

Players

Front 9

Holes	Par	Drive	Fairway	Putts	Hazard	Yardage	Strokes
1							
2							
3							
4							
5							
6							
7							
8							
9							
Total							

Back 9

Holes	Par	Drive	Fairway	Putts	Hazard	Yardage	Strokes
10							
11							
12							
13							
14							
15							
16							
17							
18							
Total							
Grand Total							

Albatross	Eagles	Birdies	Pars	Bogeys	Doubles	Triples

Notes

Date _______________ Start time _________ End time _________

Course Name	
Weather	Temp
Handicap	Par
Tees	Yardage
Players	

Front 9

Holes	Par	Drive	Fairway	Putts	Hazard	Yardage	Strokes
1							
2							
3							
4							
5							
6							
7							
8							
9							
Total							

Back 9

Holes	Par	Drive	Fairway	Putts	Hazard	Yardage	Strokes
10							
11							
12							
13							
14							
15							
16							
17							
18							
Total							
Grand Total							

Albatross	Eagles	Birdies	Pars	Bogeys	Doubles	Triples

Notes

Date ________________ Start time _________ End time _________

Course Name

Weather   Temp

Handicap   Par

Tees   Yardage

Players

Front 9

Holes	Par	Drive	Fairway	Putts	Hazard	Yardage	Strokes
1							
2							
3							
4							
5							
6							
7							
8							
9							
Total							

Back 9

Holes	Par	Drive	Fairway	Putts	Hazard	Yardage	Strokes
10							
11							
12							
13							
14							
15							
16							
17							
18							
Total							
Grand Total							

Albatross	Eagles	Birdies	Pars	Bogeys	Doubles	Triples

Notes

9 781698 129389